Micropénis. N'ayez plus honte !

par Tsarafine Mohamed-Oumbia

Tsarafine Mohamed-Oumbia a également écrit des essais politiques et économiques et des romans.

Si vous avez apprécié le travail de l'auteur, merci de laisser un commentaire positif sur Amazon. Merci aussi de me suivre !

Pour enrichir cet ouvrage, je suis à la recherche de nouveaux témoignages et réflexions sur le sujet. N'hésitez pas à me contacter via mon compte Twitter ou via ma page Facebook

Sommaire

Introduction

En tant que femme, je ne m'étais jamais rendu compte du fait que des hommes pouvaient autant souffrir pour ce « petit » problème... Lors de mes relations intimes avec des garçons, je ne me posais jamais la question de la taille du sexe. Pour moi, c'était secondaire... Jusqu'à ce que je rencontre un homme, appelé Loth, et qu'il évoque avec moi cette question délicate.

Ce livre s'adresse à toutes les personnes qui souffrent à cause de la taille de leur pénis, à celles qui ont un proche, un enfant ou quelqu'un qu'ils aiment qui souffre ou pourrait souffrir à cause de la taille de son pénis.

Ce livre s'adresse aussi à ceux qui ont harcelé des personnes ayant un petit pénis, à celles qui ont des préjugés, les colportant ou non.

Ce livre est aussi là pour faire passer ce message : attention à ce que vous dites à vos enfants, attention aux mots et aux expressions que vous utilisez avec eux. Pensez aux marques que certaines phrases, que vous croyez anodines, laisseront pour toujours dans leur esprit, meurtrissant leur cœur.

Enfin, le texte qui suit pourra intéresser tous ceux qui se demandent comment se développent les souffrances mentales liées à cette particularité physique. Il peut donc être pertinent à lire pour les professionnels de santé ou de justice, les éducateurs, les enseignants, les forces de l'ordre.

Mon souhait est que les hommes qui ont un petit sexe

ne soient plus l'objet de harcèlement dans leur entourage et même dans la société ou sur le Web. Sont véhiculés tant de poncifs qu'ils en deviennent hypersensibles. Chaque attaque contre les hommes au petit sexe, ou contre l'un d'eux en particulier, est devenu une attaque contre eux.

Dans ce livre, j'ai politisé les choses. Selon moi, les hommes avec de petits sexes sont victimes de discriminations et d'agression en raison de leur physique. Elles sont aussi condamnables que celles vécues par d'autres groupes.

Évidemment, tout cela est caché, dissimulé sous les vêtements, donc on n'en parle pas. Mais le problème reste dans les cerveaux.

Taille qui peut varier

Selon *Wikipédia*, « la taille du pénis chez l'homme varie chez un même individu et entre les individus. La longueur se mesure depuis l'angle formé par le pubis et la face supérieure du pénis, jusqu'au gland ». « L'excitation sexuelle favorise le passage de l'état de repos à l'érection, au cours duquel la taille du pénis augmente, aussi bien en longueur qu'en circonférence. Entre ces deux états extrêmes, le degré d'excitation conditionne la taille du pénis. Par ailleurs, la taille au repos ne préjuge pas de la taille en érection. »

« La taille au repos peut varier en fonction de certains facteurs comme une température basse ou l'anxiété qui favorisent la rétractation du pénis, par contraction involontaire des fibres musculaires lisses des corps caverneux, a contrario une température élevée, une érection récente ou une éjaculation récente favorisent une dilatation du pénis flaccide. »

« Certaines croyances rapportent des différences de taille du pénis entre certains groupes ethniques. En Occident, la croyance dominante est que les hommes africains auraient un sexe plus grand que la norme, tandis que les Asiatiques auraient un sexe de taille inférieure à la norme. Cette croyance en un sexe supérieurement grand des Noirs est relayée par des articles sans fondement scientifique notamment publiés sur Internet. Bien que parfois initialement publiés par des chercheurs, ceux-ci sont controversés. La méthodologie de ces études est contestable, car elles compilent des études universitaires avec des études déclaratives, or ces dernières sont faussées, car elles se basent sur des déclarations d'hommes ayant mesuré eux-mêmes leur pénis, sans vérification par des scientifiques, et il est constaté que lors de ces mesures les hommes ont tendance à surestimer la longueur de leur pénis. »

« Restée fixée dans les légendes urbaines, cette croyance est pourtant démentie scientifiquement à partir de la première moitié du XXe siècle. Ainsi, en 1942, Gustave Lefrou, médecin en chef de la 1re classe des troupes coloniales françaises, énonçait : « Les anciens auteurs ont toujours parlé d'une grandeur démesurée du pénis chez les Nègres. Cette opinion a été considérée ensuite comme erronée. » Une autre idée concernant le pénis des Noirs, y compris partagée par des savants, est que ce dernier serait « incapable d'une érection complète ». Une étude menée en Tanzanie sur deux cent cinquante-trois hommes a démontré que la taille moyenne du pénis étiré y était de 11 cm. Une autre, menée au Nigeria, pays le plus peuplé d'Afrique, a trouvé une moyenne de 13,37 cm. La taille légendaire du pénis africain, fort différente de la réalité, tiendrait au fait que, « plus volumineux à l'état de flaccidité que chez les Européens, le pénis des Nègres l'est proportionnellement moins lors de l'érection ».

On verra plus tard qu'un auteur, Frédéric Delavier, donne une explication historique et évolutive à la différence de taille des pénis des Africains subsahariens.

« Les accusations de racisme à ce sujet sont évoquées par d'autres journalistes lors de la publication de l'étude biaisée d'un chercheur britannique de l'université d'Ulster (Irlande), Richard Lynn — « connu pour ses théories eugénistes et racistes », selon Quentin Girard de *Libération*. Le préjugé suivant lequel les Noirs auraient un sexe nettement plus grand qu'il ne l'est en réalité est maintenu par l'industrie du cinéma pornographique, où de nombreux acteurs noirs recourent à la chirurgie plastique, à la pompe pénienne, voire aux prothèses, afin de montrer un sexe bien plus grand qu'initialement. Cette croyance est instrumentalisée par des racistes dans le but d'humilier les hommes n'étant pas d'origine africaine. Les Noirs subissant à leur tour l'humiliation de décevoir les femmes convaincues par cette croyance et attirées par eux du fait de ce préjugé. »

Les statistiques sont-elles crédibles ?

D'après un article paru sur le site *Santé magazine* le 3 septembre 2021, « dans le monde, un pénis considéré comme « normal » mesure 9,16 centimètres au repos et 13,12 centimètres en érection. En France, la taille normale se situerait entre 12,8 et 14,5 cm, d'après des travaux menés par l'Académie nationale de chirurgie en 2011. » Il est vrai que l'Académie nationale de chirurgie se penche sur des travaux extrêmement importants...

Selon cet article, « La taille des pénis a diminué d'environ 10 % en soixante ans, selon plusieurs études menées ces vingt dernières années. Une information confirmée par la Dre Shanna Swan, professeure de médecine environnementale et de santé publique au Mount Sinai Hospital de New York, à l'origine de nombreuses recherches sur le sujet détaillées dans son livre Countdown publié en 2021. »

« En cause ? La pollution et les perturbateurs endocriniens. L'épidémiologiste a remarqué que, placés au contact de phtalates (composé chimique présent dans les matières plastiques), les fœtus avaient un plus grand risque de naître avec des organes génitaux atrophiés. Mais ce n'est pas le pire des constats, la scientifique affirme aussi que les hommes produisent moins de sperme : le niveau aurait baissé de 50 % en 40 ans, et cela aurait aussi une incidence sur les cancers des testicules et donc sur la natalité ! Bref : un réel fléau. » Quelle merveille que cette société industrielle...

« Selon une étude américaine, les femmes plébiscitent un modèle de sexe légèrement plus petit pour les relations amoureuses longues que pour les histoires d'un soir. Mais dans l'ensemble, il semble qu'un pénis d'environ 16 cm en érection soit bienvenu.

Pour une aventure sans lendemain : les femmes ont opté en moyenne pour un sexe masculin de 16,3 cm. Pour une relation suivie : la taille moyenne retenue est de 16 cm de long ».

Ainsi la science, dispendieuse de vérité, l'assure : les femmes aiment les sexes à la taille importante, en tous les cas supérieurs à la moyenne.

Ceci dit, les hommes sont relativement satisfaits de la taille de leur sexe (et les femmes de celle de leur partenaire) : « Le niveau d'insatisfaction semble décliner avec l'âge. 13,1 % des hommes entre 18 et 24 ans mais seulement 7,7 % des 45 ans et plus se disent insatisfaits de la taille de leur sexe », explique le site *Zava* qui a réalisé une grande enquête sur la question. »

L'article précise aussi la différence entre pénis de chair et pénis de sang. « Dans le premier cas, la taille du pénis ne varie pas beaucoup entre l'état flaccide et l'état érectile. Le pénis de sang changera quant à lui de façon plus notable, car il présente davantage de cavités et reçoit donc plus d'afflux sanguin. Mais aucun n'est plus grand ou mieux que l'autre en soi. Et cela n'a bien sûr pas d'influence sur la qualité de la vie sexuelle. »

« **Micropénis : quand le pénis est vraiment trop petit** »

On parle de micropénis lorsque sa taille en érection est inférieure à 7 centimètres. Moins de 3 % de la population masculine serait concernée. Au repos, sa taille est inférieure ou égale à 4 centimètres. Dans ces cas-là une pénoplastie, une opération de chirurgie du sexe, peut être remboursée par la Sécurité sociale. »

Dans un article paru sur le site Web *Pressesante* en septembre 2021, on peut notamment lire :

« Recherches sur la taille du pénis

Au fil des ans, plusieurs études ont tenté de donner un chiffre précis pour la taille moyenne du pénis. Une études modeste, publiée en 2014 dans le *Journal of Sexual Medicine*, a examiné la taille moyenne du pénis de 1 661 hommes. Les chercheurs ont constaté que la longueur moyenne du pénis en érection des participants étaient de 14,15 centimètres.

Une autre étude plus importante a compilé les données de plus de 15 000 hommes pour déterminer la taille moyenne. Dans cette étude, les mesures de longueur ont été prises à la fois flaccides et en érection. Les résultats ont déterminé que la longueur moyenne du pénis était de 9,16 cm à l'état flaccide et de 13,12 cm en érection.

Il est important de noter que la première étude a utilisé des mesures autodéclarées, tandis que la deuxième étude a utilisé des mesures prises par un professionnel de la santé. Les deux études ont leurs limites, mais les chiffres rapportés sont cohérents avec des études similaires sur la taille moyenne du pénis. »

Cela fait des années que Loth lit et collige des études sur la taille des pénis, et il remarque qu'à chaque fois les résultats sont différents, mais se situent généralement autour des mêmes dimensions de 13 à 15 cm en érection en moyenne. Au repos, les tailles moyennes sont de 9 à 10 cm. Mais il y a différents types de pénis, rappelons-le. Quelqu'un avec un pénis de sang va avoir un sexe apparemment plus petit au repos, mais il gagnera davantage de centimètres en entrant en érection.

Comme nous venons de le voir plus haut, avoir un sexe plus petit que la moyenne n'empêche aucunement de ressentir du désir, d'avoir une érection et un orgasme tout à fait « normaux ». Et cela n'empêche pas non plus de donner du plaisir à une femme. Qu'on se le dise, la satisfaction sexuelle n'est pas une question de taille !

Le problème est surtout psychologique : un homme « naturellement mal doté » a tendance à complexer dans l'intimité, à douter. Et c'est ce manque de confiance en soi qui crée le blocage.

Dans un article paru sur le site Web *Pressesante* en septembre 2021, on peut lire :

« Quand le pénis semble petit

La plupart des hommes se situent dans la fourchette de la taille moyenne du pénis. Cependant, certains garçons et hommes peuvent avoir ce que l'on appelle un micropénis. Par ailleurs, tous les petits pénis ne sont pas des micropénis.

Micropénis. Le micropénis est une affection, le plus souvent diagnostiquée chez les nourrissons, caractérisée par un pénis dont la taille est inférieure à la moyenne. Le critère du micropénis chez les nourrissons est généralement une taille de pénis inférieure à 1,9 cm sur la base de la longueur étirée du pénis. L'une des complications les plus courantes du micropénis est une baisse de la fertilité due à une diminution du nombre de spermatozoïdes. Un déséquilibre des hormones sexuelles appelé hypogonadisme est l'une des principales causes du micropénis.

Bien qu'il existe différentes approches de traitement du micropénis, le traitement hormonal peut être déterminant. L'administration précoce de testostérone peut même contribuer à augmenter la taille du pénis de 100 % au cours du traitement initial d'un nourrisson. Dans les cas où le traitement hormonal ne fonctionne pas, la chirurgie peut être une option, tandis que parler avec un professionnel de la santé mentale peut apporter des avantages à plus long terme.

Pénis inapparent. Le pénis inapparent est un terme générique désignant un certain nombre d'affections qui font paraître le pénis plus petit que la normale.

Les conditions suivantes sont toutes liées au fait d'avoir un pénis plus petit que la normale.

Pénis enfoui. Le pénis enfoui est principalement causé par une accumulation excessive de peau autour du pénis. Le pénis peut être enfoui, ou caché, sous l'abdomen, le scrotum. Dans la plupart des cas, le pénis est d'une longueur normale et fonctionne normalement. Toutefois, cette affection peut entraîner des difficultés au niveau de l'excitation et de la fonction sexuelles ainsi que de la miction.

Pénis palmés. On parle de pénis palmés lorsque la peau du scrotum est attachée trop haut sur le pénis. Cela peut affecter l'angle d'appui du pénis, ce qui lui donne une apparence « palmée » et plus courte que la normale. La chirurgie esthétique est une approche thérapeutique courante pour cette affection.

Pénis coincé. Le pénis coincé peut être le résultat d'une circoncision qui ne guérit pas correctement. Dans ce cas, le tissu cicatriciel de la circoncision fait que le pénis est coincé sous la peau cicatrisée.

Bon nombre de ces affections sont rares et ne touchent qu'une petite partie de la population. Dans tous les cas, cependant, il est important de se rappeler que la taille du pénis ne détermine pas nécessairement l'attrait sexuel. La taille du pénis n'est qu'un petit élément d'une liste d'éléments que les partenaires sexuels trouvent attrayants. L'attrait émotionnel étant en tête de liste. En outre, une étude réalisée en 2006 a révélé que près de 85 % des femmes sont satisfaites de la taille du pénis de leur partenaire. »

Taille du pénis et origines géographiques

Il existe des lieux communs. Les Africains ont en moyenne des sexes plus longs, les Asiatiques des sexes plus petits. On dit qu'il n'y a pas de fumée sans feu, mais des études scientifiques de la taille des sexes selon les ethnies semblent avoir confirmé en partie ces poncifs raciaux.

Selon l'auteur Frédéric Delavier, dans son ouvrage *L'éveil des consciences*, « la raison en est simple et climatique ; en milieu équatorial humide, l'Homme n'a pas besoin de se protéger des intempéries, du froid et de l'humidité glaciale, il n'a donc pas besoin de se couvrir d'épaisses fourrures ou de textiles protecteurs. De plus, se couvrir en milieu chaud et humide est le meilleur moyen d'attraper des mycoses, mycoses créant des ouvertures pour des microbes extrêmement dangereux. »

« L'Africain subsaharien s'est donc, pendant des millénaires, promené nu par obligation climatique, et la vulgarité, c'est-à-dire une conduite déstructurant la solidarité du groupe, n'était jamais chez l'Africain dans la nudité, mais plutôt dans l'attitude. Ainsi, le corps nu était un moyen de séduction, permettant de montrer sa bonne constitution, sa bonne génétique et sa fertilité. Pour un Homme, un grand sexe prouvait le bon équilibre hormonal de l'individu et sa capacité à transmettre la vie, faisant de l'Homme au grand sexe un partenaire recherché par les femmes, non pas pour les pénétrer en profondeur, mais pour la fertilité que cette grande taille indiquait. Les grands sexes se sont donc conservés en Afrique, car ils étaient tout simplement des marqueurs de fertilité recherchés inconsciemment par les femmes. »

« En remontant au Nord, les Hommes durent se couvrir pour se protéger de la pluie froide, de la neige et des vents glacés, et éviter de se refroidir. Fatalement, les sexes furent cachés par les habits et n'entraient donc plus dans les moyens de séduction visibles. »

« Les Hommes du Nord ne séduisant presque plus par leur bonne constitution, mais plutôt par leur capacité à protéger les femmes des intempéries en bâtissant des abris sûrs, et leur apportant assez d'énergie pour manger et élever leurs petits à l'abri, les gros sexes perdirent progressivement de l'importance au profit de la capacité de protection et d'accumulation énergétique masculine. »

Dans une vidéo, Frédéric Delavier déclare aussi : « L'Africain, sous son climat chaud, n'a pas la contrainte de l'hiver, comme l'Européen dont on sait qu'il doit son génie et sa richesse à l'alternance des climats alors qu'en Afrique le climat, je vous le rappelle, est tropical. Il fait tout le temps chaud, c'est d'ailleurs pour ça que les Africains sont noirs comme je l'ai expliqué ailleurs. »

« Donc, comme l'Européen est riche d'avoir stocké de la nourriture pour l'hiver, les femelles européennes, qui sont totalement dépendantes des hommes, vont naturellement chercher un mâle qui a des ressources pour échanger de la nourriture contre du sexe. Le mâle européen n'a donc pas besoin de chercher des femelles, ce sont les femelles qui viennent à lui. L'Européen n'a pas besoin d'un gros zizi. Comme toujours tout est relié. »

« L'Africain sans ressource lui a besoin de séduire la

femelle africaine et, comme ses ressources, sont maigres, il va devoir la séduire autrement. C'est donc, là qu'intervient la taille de son pénis. Et, en effet, je l'ai constaté, les Africaines aiment les gros pénis [...].

Dans un autre texte, Frédéric Delavier précise que, selon lui, le froid des climats eurasiatiques a pu donner au sexe court un avantage. Cela aurait ainsi été un facteur de sélection des mâles. En effet, plus petit, il serait moins susceptible de geler, en cas de froid, qu'un grand pénis. Les hivers étaient rudes en Eurasie, et il n'était pas toujours possible d'avoir du feu pour se chauffer. Les membres longs sont un défaut, car ils peuvent être plus difficiles à chauffer et plus énergivores. Ils augmentent la prise au froid du corps.

Les criminels le sont-ils à cause de leur micropénis ?

Une manifestation de la répulsion de notre société pour les pénis de petite taille. Beaucoup d'études, peu sérieuses, mais populaires, sur Hitler, assurent que celui-ci a été un dictateur antisémite et anticommuniste qui a persécuté les populations à cause de son petit sexe.

Un article du site Web de *BFMTV*, en 2016, demande : « Y aurait-il une explication rationnelle à la folie d'Adolf Hitler ? Plusieurs historiens pensent avoir trouvé des réponses. Au mois de décembre, un historien allemand défrayait déjà la chronique : après avoir consulté un rapport médical du Führer datant de 1923, le Professeur Peter Fleischmann affirmait que ce dernier était atteint de « cryptorchidie droite ». Autrement dit, le dictateur nazi n'avait qu'un seul testicule. Mais selon d'autres historiens, l'instigateur de la Seconde Guerre mondiale avait une deuxième malformation au niveau de l'appareil génital pour le moins embarrassante.

« Des tabloïds britanniques, dont le *Daily Star*, se sont récemment penchés sur un livre intitulé *Hitler's Last Day: Minute by Minute* [....]. Selon les auteurs de ce récit – le journaliste Jonathan Mayo et l'écrivain Emma Craigie – l'Autrichien était doté d'un pénis difforme. « Certains pensent que Hitler avait deux anomalies génitales : un testicule non descendu et une malformation rare appelée hypospadias qui se manifeste par l'ouverture de l'urètre du côté inférieur du pénis et non au niveau de l'extrémité », ont-ils écrit dans les pages de leur livre, après avoir consulté de nouveaux rapports médicaux. Le Führer devait ainsi uriner par un trou qui se situait en dessous du pénis au lieu de se trouver au bout du gland. Même si le lien entre l'hypospadias et le fait d'avoir un pénis anormalement petit n'est pas systématique, certains médias affirment inexactement que le créateur du parti nazi était doté d'un micropénis [...]

Ces anomalies permettraient d'expliquer la raison pour laquelle Adolf Hitler n'ait pas eu de descendance. Selon Ian Kershaw, un spécialiste de la Seconde Guerre mondiale, le dictateur aurait eu un rapport à la sexualité plutôt difficile. D'autres soutiennent que ce dernier avait horreur qu'on le voit nu. »

Le 12 octobre 2021, dans *Le Parisien*, on peut lire : « Viols en forêt de Sénart : la taille du sexe d'Aïssa Z. ne correspond pas à la description faite par les victimes. Un urologue a rendu le résultat d'une expertise sur le sexe d'Aïssa Z., jugé en appel depuis le 28 septembre pour avoir commis des viols ou agressions sexuelles sur 34 femmes à la fin des années 1990. Plusieurs victimes avaient décrit un violeur « avec un micropénis ».

Taille du pénis et pollution industrielle

Dans un article paru dans *L'Express* le 25 octobre 2004, on peut lire que « pour la communauté scientifique, les dangers des pesticides ne sont plus discutables. L'heure est venue de mesurer précisément les dégâts. De répondre, par exemple, à une question qui, dans les campagnes, tourmente les consciences. En traitant leurs champs, les chefs d'exploitation auraient-ils involontairement empoisonné leurs femmes et leurs enfants? Cette hypothèse a été avancée par un endocrinologue du CHU de Montpellier, qui a relevé, en trois ans, 12 cas de micropénis et d'autres malformations génitales chez des garçons nouveau-nés, en majorité fils d'agriculteurs. Dans sa réponse, l'Institut de veille sanitaire souligne que ces anomalies ne sont pas plus fréquentes en Languedoc-Roussillon que dans d'autres régions. Ce qui n'élimine pas le doute sur le fond. Les chercheurs mobilisés sur la question des pesticides soulèvent décidément plus de questions qu'ils n'apportent de réponses. Hantés par le scénario de la canicule, certains s'interrogent. Et si le pays était passé à côté d'une hécatombe silencieuse chez les paysans ? »

D'innombrables autres articles évoquent la question. Les perturbateurs endocriniens utilisés en agriculture et industrie ont un effet potentiel sur l'augmentation du nombre de personnes pourvues d'un sexe de taille modeste, parmi d'autres affections.

Micropénis et questions d'identité de genre

« 1938 : la sauteuse en hauteur était un sauteur », assure *Libération* le 13 octobre 2018. « C'est un entrefilet dans les pages sports de Paris-Soir du 13 septembre 1938. On y apprend que l'Allemande Dora Ratjen a amélioré son propre record du monde du saut en hauteur, en y ajoutant 1,5 cm (une précision au demi-centimètre qui n'est plus de mise aujourd'hui), l'établissant à 1,675 m. Ce qui fait d'elle la favorite des championnats d'Europe qui doivent se dérouler le week-end suivant à Vienne. »

« Tout s'explique, annonce *le Petit Parisien* du 4 octobre. Dora Ratjen était un homme. « A la suite d'un examen médical, elle vient d'être reconnue comme étant de sexe masculin ». [...]

« Quelques mois plus tard, le 16 février 1940, *Paris-Soir* redonne des nouvelles de Fräulein Ratjen. « Elle est devenue aujourd'hui le soldat Heinrich Ratjen, d'un régiment d'infanterie de Dresde. Et, après deux mois d'instruction, remisant ses souvenirs d'athlète féminin, Heinrich Ratjen rejoindra les ouvrages fortifiés de la ligne Siegfried. »

« Suite et fin de l'histoire. Dora ou Heinrich Ratjen ? Imposteur sans scrupule ou instrumentalisé par le régime nazi ? L'histoire de Ratjen est trouble. Il semble qu'il soit né intersexe, doté d'un micropénis, sans testicules. Il est élevé par ses parents comme une fille, même si les photos de l'époque interrogent sur son sexe réel. L'ambiguïté sur son histoire demeurera jusqu'à sa mort, en 2008, à 89 ans : le Reich a-t-il profité de ses performances sportives en fermant volontairement les yeux pour en faire une athlète susceptible de battre Gretel Bergman, Allemande mais juive, qui dominait le saut en hauteur dans les années 30 (une histoire qui inspirera le film Berlin 36, sorti en 2009) ? C'est la thèse que, (re)devenu Heinrich, il accréditera après la guerre. Il expliqua qu'il avait vécu trois ans comme une femme, camouflant ses parties génitales pour ne pas être démasqué. Les athlètes de l'époque témoignèrent d'ailleurs plus tard de l'extrême timidité de cette jeune fille, qui ne se montrait jamais nue sous la douche. »

« Ratjen accusa l'Association des jeunes filles allemandes (la section féminine des jeunesses hitlériennes) de l'avoir forcé à cette imposture pour la gloire du Reich. Toujours est-il qu'il put méditer le reste de sa vie la formule qui veut que la roche Tarpéienne soit près du Capitole. C'est en effet dans le train qui le ramenait de Vienne où on avait pu le voir effectuer le salut nazi sur la plus haute marche du podium du saut en hauteur féminin que Ratjen fut trahi par sa pilosité. Repéré par un contrôleur, arrêté par la police, il reconnaît être un homme. Le 21 septembre 1938, trois jours après qu'elle a battu le record du monde, la carrière et la vie de Dora Ratjeb s'interrompent. (Re)commencent celles d'Heinrich. »

Libération termine en assurant que « des cas comme celui de Dora Ratjen, l'histoire du sport n'en manquent pas. Et aujourd'hui, les tests de féminité sont monnaie courante. En pleine guerre froide, quand la rivalité entre l'Est et l'Ouest se transportait sur les pistes, le physique de certaines athlètes interrogeait, que ce fut celle de la Tchécoslovaque Kratochvilova ou de la Bulgare Donkova. Plus récemment, c'est le cas de l'athlète sud-africaine hermaphrodite spécialiste du 800 mètres Caster Semenya qui fait polémique, la

Fédération internationale d'athlétisme ayant adopté un règlement dont le seul but semble de l'interdire de courir. Dans un long format, l'Équipe revient actuellement sur le cas de l'Autrichienne Erika Schinegger, championne du monde de ski en 1966 redevenu Erik. »

Intersexes

Dans le sigle LGBTQIA+, le I fait référence à « intersexe ». Selon *Libération* du 25 janvier 2018, « les personnes intersexes ne sont nées ni homme ni femme. Il existe plusieurs situations qui peuvent mener à l'intersexuation. Gaëtan Schmitt par exemple, que *Libération* avait rencontré en 2017, est né avec un micropénis et un vagin rudimentaire. En France, environ 200 enfants seraient concernés sur les 800 000 naissances annuelles. »

Dans le même journal, le 18 mars 2017, on peut lire un portrait de M. Schmitt. « A 66 ans, Gaëtan Schmitt, né ni homme ni femme, demande à la Cour de cassation d'être reconnu comme sexe neutre à l'état civil. » [...] « Un petit air bonhomme. Tout en douceur. En chaleur. Cheveux et barbe d'un blanc qui signent ses bientôt 66 ans. Lunettes en écaille. Voix enveloppante. Le corps emmitouflé dans des vêtements chauds, il a accepté de se montrer, pas en vrai, mais via FaceTime seulement. » [...] «Tous les matins, tous les soirs quand je me déshabille, et que je me vois nu, je m'administre la preuve que je suis un intersexe.» Micropénis, vagin rudimentaire, aucune fabrication d'hormones. Gaëtan Schmitt, comme il souhaite qu'on l'appelle, est ainsi né, convaincu aujourd'hui qu'il est une chimère, le fruit d'une fusion entre un embryon mâle et un embryon femelle. Une douleur ? »

« Avant l'âge de 12 ans je ne suis pas posé de questions. Mes parents m'ont déclaré de sexe masculin à l'État civil. Ils m'ont élevé comme un garçon. Et je ne savais pas vraiment ce qu'était une fille. Je vivais avec mes deux frères, mon père et bien sûr, je ne voyais pas ma mère nue. Mais un jour, mon père m'a parlé. Et m'a dit que j'étais un grave problème pour lui et ma mère. » L'enfance bascule. Pour Gaëtan, le problème de la famille, c'était son petit frère atteint d'un handicap mental. « Mon père m'a dit que je relevais de la tératologie. J'ai cherché le mot dans le dictionnaire et découvert que c'était la science des monstres. »

« Sans «avoir encore pris vraiment conscience» de son état, Gaëtan Schmitt se confie à un ami de son collège de garçon. «Il m'a fait chanter avec ces confidences. J'ai redoublé ma quatrième.» Il marque un temps d'arrêt. Manifestement, le coup a été rude. «Et puis, les corps de mes camarades ont changé. Moi, je n'ai pas bougé. Seulement grandi. Comme je ne fabriquais pas de testostérone, je n'ai développé aucun des caractères sexuels secondaires masculins. Je ne peux pas dire que j'étais déprimé à cette époque. Je me concentrais sur mes études. Et mettais "ça" dans un coin de mon esprit. De fait, quand j'ai eu mon bac à 19 ans, je crois qu'on pouvait encore se dire en me voyant que j'avais simplement un retard de développement. »

« L'entrée dans les études supérieures est plus raide. Le mal-être affleure. Il attaque hypokhâgne : «Une expérience terrible. J'étais perdu. Je n'y arrivais pas. On m'a fait passer un examen pour entrer à la fac. Je me suis senti humilié.» «Très déprimé», il s'accroche cependant et s'immerge dans le français du XVIe siècle. » [...]

« Direction l'hôpital des enfants malades à Paris où Gaëtan Schmitt subit une batterie d'examens. On lui conseille de se muer en femme. Il refuse : « J'ai compris que ça ne changerait rien. Que dans un cas comme l'autre, masculin ou féminin, ce n'était pas moi. Alors, j'ai décidé de rester dans ma case de garçon, parce que c'était plus simple. J'avais un prénom masculin. J'avais été élevé en garçon. Même si mes parents ont passé leur temps à se demander ce que j'étais. J'étais très doux. J'aimais beaucoup les bébés. Et j'étais très lent. »

« Il rit de ces stéréotypes de genre qu'à l'époque on ne questionnait pas encore. Et poursuit : « Ils ont envisagé la possibilité que je sois une fille. Ma mère me faisait faire la vaisselle, la cuisine à la différence de mes frères.» [...] La vie du jeune adulte de Gaëtan Schmitt n'est au fond que secret : « Surtout, je n'en parlais pas. Je ne me confiais pas. Et à cette époque, dans ma tête, je m'en tenais à un discours médical sur ma personne. Je me disais j'ai un problème de développement sexuel, une malformation... Je ne me disais pas encore simplement que j'étais un intersexe. » Il enchaîne les boulots : guide touristique, prof de français aux Etats-Unis... »

« A 35 ans, alors qu'il est fonctionnaire au ministère de la Culture, il se décide à consulter. Il n'a toujours pas de barbe. Seule sa voix a un peu mué. « La femme qui m'a reçu a explosé d'incompréhension. Elle était catastrophée que je n'ai pas reçu de traitement hormonal. Elle m'a poussé à en prendre un. Je me suis un peu masculinisé. »

« A son corps défendant. Mais il a de l'ostéoporose. «Je n'avais pas le choix», soupire-t-il avant d'attaquer un épisode plus joyeux de sa vie : la rencontre avec celle qui va devenir sa femme. A elle, il se confie sans être trahi. « Elle était soulagée de ne pas avoir à donner « un service sexuel ». Ça lui convenait ainsi. » Il se marie à 42 ans. « Bien sûr nous n'avons pas de relations comme les autres couples. Mais énormément de tendresse, l'un envers l'autre. De l'amour. Elle m'accepte comme je suis, me soutient. »

« Le couple qui renvoie l'image d'une union hétérosexuelle classique parvient à adopter un petit garçon. « Il a 25 ans aujourd'hui. Je lui ai expliqué qui j'étais lorsqu'il a eu 17 ans. J'ai eu l'impression qu'il savait déjà. Il m'a écouté. Il a enregistré. Et nous n'en avons pas reparlé. Il va très bien. Nos relations sont douces et agréables. » [...]

« Gaëtan Schmitt n'a pas été «mutilé», coupé en deux, opéré pour devenir un garçon ou une fille : «A l'âge de 6 ans, on a exploré mon corps pour voir si j'avais des glandes sexuelles qui n'étaient pas descendues. Ils n'ont rien trouvé. J'ai encore une cicatrice sur le ventre, mais c'est tout. »

« Mais pourquoi ce combat maintenant, à un âge déjà un peu avancé pour être reconnu comme « sexe neutre » ? « C'est un parcours pénible. Douloureux. Mais je le fais pour moi et pour les autres. » Gaëtan Schmitt a attendu le décès de sa mère il y a cinq ans pour se lancer. Un rassemblement d'intersexes au Luxembourg en 2012 lui a fourni des alliés. » [...]

Le machisme : la guerre des hommes entre eux pour l'accès aux femmes

Comme Loth l'évoquera ensuite, il existe une forme de concurrence, sous notre système capitaliste, pour l'accès aux bonnes places. Le machisme et le patriarcat ne sont pas des fléaux uniquement pour les femmes.

Les hommes se livrent une guerre entre eux, consciemment ou non, pour s'approprier le plus de pouvoir et de ressources, les femmes et l'argent pouvant être considérés comme une preuve de ce pouvoir.

Wikipédia reconnaît que « dans de nombreuses sociétés occidentales actuelles, lorsque la taille du pénis est inférieure à la moyenne, elle peut être source de difficultés psychologiques voire sociales, pouvant aller jusqu'à compromettre parfois la sexualité. En revanche, un pénis de taille supérieure à la moyenne pourrait être un facteur de difficulté pour les relations sexuelles, en entraînant des rapports plus douloureux ou difficiles. Certains hommes percevant leur pénis comme trop petit utilisent des accessoires ou des techniques chirurgicales pour tenter d'augmenter sa longueur ou son diamètre. Des études statistiques montrent cependant que la plupart des hommes recourant à ces méthodes ont un pénis de taille normale. »

Sur les réseaux sociaux, notamment Facebook, la liste est longue des publications et autres panneaux se moquant des personnes pourvues d'un sexe de taille modeste. C'est ce que j'appellerais le harcèlement collectif à bas bruits et permanent. Chaque homme qui complexe sur la taille de son sexe y est ramené, comme à quelque chose de négatif, régulièrement.

Un exemple : « Evidemment que la taille compte, personne ne voudrait d'un petit verre de vin enfin ! »

Ecoutez la radio *Rire et chansons* quelque temps : vous verrez comme sont fréquents les sketches où la question de la taille du sexe de l'homme est abordée d'une manière ou d'une autre. Souvent en défaveur de celui qui a un petit pénis d'ailleurs.

Au niveau des films : écoutez attentivement les dialogues. La moquerie sur cet aspect du physique des hommes revient très souvent, avec notamment la sempiternelle concomitance supposée entre la grosse voiture de l'homme ayant un petit sexe, pour compenser.

Il va sans dire que Loth n'a jamais eu de grosses et belles voitures, il n'en avait pas les moyens. Mais dans sa volonté de se dissimuler aux autres, il se dit qu'avec ses petites voitures, il passera inaperçu.

Dans *la Guerre des boutons*, film tiré d'un roman, réalisé au début des années 60, le chef d'une des deux bandes d'écoliers, Lebrac, déclare au début que le commandant d'une armée, c'est « celui qui a le plus grand zizi », ce qui impressionne les autres. Le Petit Gibus s'empresse de consulter son pantalon et sa grimace signale qu'il semble assez pessimiste sur ses chances de devenir dirigeant.

Ecoutez les paroles de certains chanteurs. Keen V et Booba notamment. Certes ce ne sont pas les paroliers les plus réputés, mais ils sont populaires.

Keen V *A l'horizontale*

« Qu'elle ne veut pas d'mes sous mais seulement un bon coup ; et pour finir elle me dit : « j'aime bien les gros bambous »

Booba lui se vante souvent d'avoir un sexe énorme.

Maitre Yoda : « Dou-double Poney swag, suce mon anaconda. »

Le site *style.yahoo.com* nous apprenait en avril 2016 que l'artiste qui avait peint Trump avec un micropénis était menacée de procès. Cette femme a doté un politicien qu'elle n'aime pas avec donc, une physique déshonorant. Il est éclairant qu'un petit pénis soit considéré comme répugnant, à l'image des qualités morales et politiques qu'elle impute à ce dirigeant qu'elle n'apprécie pas.

« L'artiste a annoncé au *Daily News* que l'équipe juridique du candidat républicain avait engagé des poursuites judiciaires suite à sa représentation « consternante » du multimillionnaire. L'œuvre baptisée *Make America Great Again* (soit « rendre sa grandeur à l'Amérique »), comme le slogan du candidat américain, exposée à la Maddox Gallery, montre l'aspirant à la Maison Blanche dans le plus simple appareil, tel que l'artiste se l'imagine. Le résultat ne flatte vraiment pas l'anatomie masculine de Donald Trump puisque ce dernier est affublé d'un micropénis. L'œuvre est censée « provoquer une réflexion, bonne ou mauvaise, sur l'importance que nous portons à notre apparence physique et plus particulièrement à nos parties génitales », explique la peintre de 24 ans. »

« Trop controversée, la toile a d'abord été interdite d'exposition aux Etats-Unis où Illma Gore dit avoir reçu « un millier de menaces de mort de la part de sympathisants de Trump ». L'image a également été bannie de Facebook et Twitter. [...] L'artiste a trouvé refuge début avril dans une galerie londonienne où l'œuvre est mise en vente pour 1 million de livres. « Il semble que le Royaume-Uni ait un véritable goût pour l'art et suffisamment de recul pour reconnaître l'idée qui est derrière », raconte celle qui est à l'origine de cette peinture polémique. James Nicholls, le directeur de la galerie, a qualifié l'œuvre de « contestée et intéressante ». « Certains, a-t-il estimé, peuvent s'en offenser mais d'autres verront l'humour dans le travail d'Illma. La Maddox Gallery offre à chacun la chance de voir l'original et de se faire son propre avis. »

Triste aperçu de ce que l'art est devenu à notre époque...

En octobre 2012, la chaîne de télévision TMC diffusait le magazine « C'est grave docteur ? ». « Dans cette émission, une équipe de médecins aide des patients à améliorer leur quotidien. L'un d'eux va aider un homme qui a un micropénis. Le patient va alors se confier au spécialiste. « Je suis quelqu'un de très sportif, confie le patient. Et quand je prends ma douche, je me mets face au mur, dos aux gens. » Avant d'ajouter : « Au niveau de ma vie sentimentale, ça bloque aussi. Lorsque je me déshabille, le haut ça va. Mais, c'est plus bas que c'est plus compliqué. J'essaye de retarder le moment où je montre mon sexe. J'ai une certaine anxiété quand ça doit se passer pour la première fois. »

Le témoignage de Loth. *Enfance et adolescence à l'époque du porno et de la postmodernité*

Au cours du mouvement des gilets jaunes, l'autrice a rencontré sur un rond-point un homme qui s'est confié à elle. Nous l'appellerons Loth. Entre discussions politiques et économiques, l'autrice et Loth ont parfois abordé des sujets plus intimes.

Loth est désormais père de famille. Il pense à son fils. Il ne voudrait pas qu'il souffre autant que lui.

Loth regarde parfois des photos de lui, nu, à quelques mois. Son tout petit sexe, rond et légèrement ovale au bout, trônait au-dessus de deux testicules impressionnants ! Il était mignon. Il avait déjà un petit point commun avec un grand personnage...

Le roi Louis XVI fut opéré, jeune, du phimosis.phimosis. Il n'a pas laissé un grand souvenir, puisque son règne vit la fin d'une dynastie ayant régné plus de 800 ans.

Le phimosis est un rétrécissement de l'extrémité du prépuce. Cela empêche de décalotter complètement et facilement le gland. Comme bien d'autres personnes, dont le roi Louis, Loth fut également affecté de cette pathologie.

Il se rappelle des visites dans une clinique mutualiste chez un chirurgien qui avait une méthode nouvelle pour opérer. Au lieu de la classique circoncision, il récupérait un peu de peau sur une autre partie du corps, puis l'ajoutait par une incision dans la peau du prépuce, afin qu'elle se détende. Le décalottage total devenait possible. C'est cette méthode que Loth connut, à l'âge de quatre ans : il a gardé son prépuce. Il se décalotte parfaitement. Mais il y a un tissu de peau un peu plus mat et plus fin que le reste, en forme de rectangle dans le sens vertical.

Loth a le souvenir d'avoir eu quelques coups de blues dès ses 7 ans. Déjà des histoires amoureuses. Il n'était pas du tout à l'aise avec les filles, il était timide, contrairement à d'autres garçons. Est-ce que cela avait à voir avec l'étroitesse de son pénis ? Peut-être, mais si c'est le cas, il ne s'en souvient pas. Cela n'est pas resté dans ses souvenirs. Peut-être qu'à cette époque, il s'en fichait, et c'est tant mieux comme cela...

A six ans, en parallèle du CP, il a joué pendant un an en poussins dans un club de rugby. Il a le souvenir d'un « entraîneur », suite à un match, s'énervant sur lui. Il ne se souvient plus au juste pourquoi cet adulte s'était permis cet écart de comportement, hormis peut-être son absence de vocation pédagogique. Il a simplement le souvenir d'un vestiaire lugubre. La mère de Loth a fait le lien, bien des années après, avec son petit zizi, non pas pour justifier, mais pour expliquer la colère de ce fameux éducateur. Etrange rapprochement ! Il est venu suite à une discussion sur le sujet, et non spontanément, précisons-le. Ni rire, ni pleurer, mais comprendre : l'expression de Spinoza s'avère ô combien utile dans ce type d'expérience.

Premier mauvais souvenir dans un vestiaire. Car oui, dans ce livre, il va être question du syndrome du même nom, que cela soit ou non une notion scientifique ou sociologique pertinente.

Vers onze ou douze ans, il y eut l'épisode de harcèlement dans les vestiaires de l'équipe de handball dans laquelle Loth jouait. Des coéquipiers avaient trouvé la bonne idée de s'en prendre à lui à la fin des douches, le fouettant avec des serviettes mouillées. Pas très douloureux... et si drôle ! Sa mère s'était plainte auprès de l'entraîneur. Il n'y avait pas eu de grandes sanctions. Chacun ne trouvait pas cela si grave, il n'y avait pas de blessures physiques et c'était des gamineries, du harcèlement ordinaire, dont sont victimes des millions d'enfants chaque année. Les adultes détournent la tête, car même si cela les touche, ils sont tant occupés à survivre, à travailler, à gagner un salaire qu'ils n'ont pas le temps de s'occuper de cela sérieusement. Loth le dit d'autant plus tranquillement qu'il est à présent père. Ne se sentant guère en odeur de sainteté dans ce club, il a quitté le handball pour le football, sport qui d'ailleurs l'attirait davantage.

Jusqu'à douze ou treize ans, il n'avait pas conscience d'avoir un pénis plus petit que la moyenne. Ensuite, dans le club de football dans lequel il joua pendant deux saisons, il ne se doucha plus jamais avec les autres joueurs.

Au moment de se laver, à la fin des matches ou des entraînements, il jetai des regards furtifs en direction des appareils génitaux des joueurs. Une fois il en vit un qui, lui sembla-t-il, avait un pénis plus petit que le sien. Il semblait ne pas être gêné devant les autres. Cela rassura l'auteur. Il n'était pas seul !

D'autres étaient dotés de véritables monstres. Loth se demandait comment c'était d'avoir un sexe aussi gros. Il s'imaginait avec un tel engin, enchaînant les conquêtes. Ce qui n'était pas du tout son lot quotidien.

Car en parallèle, au collège, il était un garçon guère sûr de lui, timide avec les filles, très contemplatif. Ce ne sont pas des bons souvenirs pour lui, car il était émotif et prenait très mal les critiques sur son physique ou sur son esprit venant d'autres élèves. Il était un élève moyen, obtenant régulièrement des notes à peine supérieures à la moyenne dans les disciplines stratégiques que sont le français, l'anglais, l'histoire et bien évidemment les mathématiques.

Un jour, ce devait être en 4e, un camarade a invité Loth et d'autres élèves chez lui pour regarder un film porno. Il en avait déjà entendu parler depuis quelque temps, mais c'était la première fois qu'il en voyait. Belle époque où l'on attendait d'être pubère pour voir de telles insanités. Aujourd'hui bien des enfants, hélas, ont quotidiennement leur content d'images violentes, obscènes, quand ce n'est pas pornographique, par l'entremise d'un entourage dépassé par les nouvelles technologies et incapable d'en avoir un usage adéquat.

Ce fut radical. Il n'allait plus se mettre nu devant d'autres garçons ensuite !

Il cachait son corps, dont son sexe, à toute personne. Parfois en vacances en famille, il se douchait avec ses cousins ou des adultes, par exemple à la plage ou dans des douches dans un jardin. C'était impossible de se dérober, mais il détestait ces moments, il ressentait une telle honte. Il se comparait avec les autres, il était toujours le « moins bien monté » et de loin. C'était des moments difficiles...

Dur à vivre à cet âge où l'on cherche à prendre confiance en soi. Il avait vraiment honte. Pas seulement de son appareil reproducteur. Tout son physique était la source d'une angoisse. Il passait de longues minutes seul devant le miroir des toilettes, au lycée, à se regarder sous tous les profils, afin de déceler la vérité : était-il laid (et donc ses malheurs étaient-ils logiques) ? Ou bien avait-il une chance de plaire par son visage et son corps, son esprit lui en semblant incapable, à une fille ?

Il ne connut aucune expérience avec les filles avant 18 ans : une pelle « avec la langue » sur un terrain de sport un jour de juin, après les épreuves du baccalauréat, sur l'initiative de la fille évidemment. Et pas de sexe avant 20 ans : une femme de dix ans de plus que lui, rencontrée sur un lieu de travail commun un été. Cette première expérience fut d'ailleurs très positive pour lui, car il constata que la dame était très contente de ses prestations, au cours desquelles il s'étonna lui-même, d'ailleurs.

Parfois, il s'imagine doté d'un pénis proportionnel... à son intelligence ! Il lui arrive de se dire qu'il eut eu une vie bien différente. Il eut été plus sûr de lui, enchaînant les conquêtes. Du moins c'est ce qu'il espère.

A d'autres moments, plus philosophe, Loth se dit que le destin l'a doté de ce corps et que c'est pour vivre cette expérience unique, la sienne, en parvenant à être heureux ainsi.

Pâtissant du syndrome du vestiaire, parvenu à l'âge adulte, Loth dut organiser une grande partie de son rapport social en conséquence. Lui qui était passionné de pratique de sport collectif, notamment le football, il s'abstint dorénavant d'aller dans des clubs, pour ne pas avoir à subir la douloureuse épreuve de la douche.

Il a le regret de n'avoir pas pu profiter de ces moments chaleureux dans des clubs, endroits propices pour se faire des amis et pour entretenir sa santé. Il se contentait, et se contente toujours, du footing, d'un peu de natation et de pompes.

Loth aime beaucoup jouer au football. Il est curieux de nature et aimerait essayer d'autres sports. Mais sa peur de devoir affronter les moqueries ou les messes basses de personnes mal intentionnées l'aura détourné des clubs. Est-ce un manque de courage ? De faiblesse ?

Quand il était étudiant, il a participé à un tournoi inter école en formant une équipe avec d'autres élèves de sa promotion. Toute la journée du tournoi, il fut obsédé par une chose : le moment où ils se doucheraient et où alors, ses camarades découvriraient le pot aux roses, si l'on peut dire.

Heureusement à l'heure de se laver, il eut une bonne surprise, une aide providentielle : les douches étaient individuelles, chacune isolée par une porte et une cloison.

Loth ose espérer que des milliers d'hommes ayant le même problème que lui ont pu avoir une belle expérience dans les clubs. Il imagine que les autres hommes ne sont pas tous moqueurs et prompts à harceler leur semblable juste pour cela. Un reproche que Loth se fait souvent est qu'il n'a pas eu le cran d'affronter cela. Et que s'il l'avait fait, il aurait été peut-être surpris de l'attitude des hommes, moins machiste et odieuse qu'il ne le craint.

Loth est évidemment conscient que ce genre de problèmes peut être assimilé à un problème de riches.

Pendant le service militaire, comment cela se passait pour les conscrits mal pourvus par la nature ?

« Dès la maternelle, les garçons s'amusent à faire un grand jet de pipi, ils regardent leur sexe, les comparent, et le détenteur du plus petit est souvent ridiculisé par les autres », explique Marie-Claude Gavard dans *marieclaire.fr.* Très vite, ce gamin de 5 ans peut décider de ne plus aller aux toilettes devant ses camarades. L'isolement social commence. Dans les vestiaires, à la piscine, à la plage... ou devant les films porno, le réflexe de comparaison se poursuit à l'adolescence, puis à l'âge adulte. »

« Ce qui compte, c'est le regard des autres hommes. Le reste, ils s'en moquent. Mes patients ne me disent pas : « Je veux être mieux avec ma femme », mais : « Je veux retourner au foot avec les copains, je veux retourner à la piscine, je veux avoir la bosse... », avance le docteur Marc Abecassis, pionnier de cette chirurgie en France, toujours dans *marieclaire.fr*

Le témoignage de Loth : les moqueries familiales

Ce sont ceux avec lesquels on passe le plus de temps, les proches qui, sans le faire exprès, vous blessent profondément. Loth ré entend sa mère traiter cet homme qu'elle méprisait, je ne sais plus à propos de quoi, de « petite bitte ». Il s'en souvient encore. Cela l'a touché.

Sa cousine, avec qui il était et est toujours très proche, lui raconta sa première fois, vers 17 ans, avec un homme qui avait « une petite bite ». Elle n'avait rien senti, lui avouait-elle. A cette époque elle était avec un garçon qui lui était très sérieusement équipé, m'assurait-elle. Elle en était fière. C'était tout autre chose au lit. Lors de certaines soirées dancing, l'été, avec ses cousins, équipés « normalement », il était le plus timide, jusqu'à vivre un véritable enfer alors qu'ils étaient là pour s'amuser. Ses complexes physiques ne s'arrêtaient pas à la taille de sa verge, il se sentait moche globalement. Ses résultats scolaires étaient moyens. Il n'avait pas d'argent. Bref, il se considérait comme un complet loser.

En vieillissant et en réussissant certaines choses sur le plan scolaire, militant ou professionnel, il parvint peu à peu à prendre confiance en lui. On l'a vu aussi avec sa première expérience sexuelle, qui fut une réussite, de l'avis de la jeune femme, qui en redemandait. Son psychiatre lui demanda une fois : « Est-ce que votre copine dit quelque chose de cette taille ? » Il dut se rendre compte que non, il n'y avait pas de problème.

« Dans la plupart des cas, explique, dans *marieclaire.fr*, le docteur Paul Seknadje, chirurgien plasticien qualifié, celles-ci disent : « A mes yeux, il est très bien comme ça. Je l'aime tel quel, j'ai du plaisir et je pense qu'il n'en a pas besoin » Et puis, devant la détresse de leur mari, elles finissent par comprendre et par le soutenir. »

L'essor des films pornographiques date d'il y a une cinquantaine d'années.

L'essor de ce genre de production a pu diffuser une forme de mode de vie sexuel notamment. La taille des sexes des acteurs, généralement supérieure à la moyenne, a popularisé l'idée, déjà existante évidemment, que les gros sexes étaient plus à même de donner du plaisir aux femmes, quand bien même il est connu que beaucoup d'actrices simulent.

Si Rocco Siffredi est un héros pour ces dames, et pour les hommes de son espèce, il est un cauchemar pour les messieurs comme l'auteur, complexé et renvoyé à une incapacité à donner du plaisir aux femmes.

Le mélange des genres est pire. Ainsi du film de Catherine Breillat, *Romance*, sorti en 1999. Il n'est pas classé comme porno. Selon Wikipédia, dans ce film, « une jeune femme, Marie, vit avec son compagnon, Paul, une relation frustrante sur les plans émotionnel et sexuel. Elle a une relation sexuelle avec Paolo, un homme rencontré dans un bar. Son désir d'apaiser sa frustration la conduit ensuite à une série de relations, souvent éphémères, jusqu'à entamer un rapport sadomasochiste avec un homme plus âgé. »

Ce film n'est pas un porno, mais Rocco officie dedans, pour des scènes non simulées, avec des gros plans sur son outil de travail. Le personnage de Marie déclare, au cours d'une scène où elle est pénétrée par l'acteur, que les gros sexes permettent un plaisir décuplé. Comme c'est censément du cinéma dit sérieux, donc plus intelligent et « profond », le potentiel traumatique peut être beaucoup plus important pour un garçon complexé sur les proportions de son « organe central ».

Le témoignage de Loth : le cercle infernal du porno

Loth a vécu ce qu'il appelle le cercle infernal du porno. Sa timidité et son manque d'estime de lui-même datait d'avant l'apparition des complexes liés à son pénis. Mais les mésaventures survenues à l'adolescence, évoquées plus haut, ont renforcé cette timidité et ce déficit d'amour propre. A l'adolescence arrivent les premières expériences de masturbation. Celles-ci provoquèrent en lui du plaisir et en même temps la fierté de devenir un homme.

Néanmoins, ces pulsions sexuelles restèrent cantonnées à la virtualité, car, m'a-t-il expliqué, il n'avait absolument pas le cran nécessaire pour draguer une quelconque fille, se sentant bien trop nul pour croire qu'une s'intéresserait à lui.

Comme beaucoup de garçons de cet âge, il se reportait donc sur l'activité masturbatoire avec assiduité. Il avait beaucoup d'imagination et n'eut donc guère de difficultés à inventer des scénarios mentaux propres à provoquer l'excitation. Néanmoins, il ne dédaignait pas les films pornos, notamment pour apprécier les plastiques splendides des actrices. Le fait est donc qu'il ne pouvait ignorer et comparer les tailles des sexes des messieurs les chevauchant.

Ceci renforça son complexe, introduisant dans son esprit l'idée que seuls des chevaux sont capables de donner du plaisir aux belles femmes. Cela s'est profondément inscrit dans son esprit.

La destruction de toute confiance en soi d'un jeune homme est une chose banale. Notre époque semble être celle d'une gigantesque course à la réussite et la richesse considérées comme l'objectif ultime dans notre société capitaliste. Le corps social produit une série d'idées propres à détruire le mental des personnes les plus fragiles. Le harcèlement scolaire et social est un des aspects de cette guerre de la société contre elle-même. L'adolescence est une période critique où le jeune, faisant face à de multiples défis, est en situation instable.

Sur l'auteur, ce phénomène a réussi sur certains points, car effectivement, il avait une faible estime de lui-même concernant son physique ou ses capacités scolaires. En même temps, il n'a jamais douté de posséder des capacités mentales supérieures sur le plan de l'analyse et de la réflexion générale.

Le témoignage de Loth : violence enfouie

Le plus grave fut les dommages psychologiques provoqués par ce traumatisme. Loth l'ignorait alors, mais il était un célibataire involontaire, un incel, incapable de séduire une jeune femme du fait d'un manque de confiance en lui. Les incel sont une communauté d'hommes, plus rarement de femmes, qui déclarent ne pas parvenir à avoir une relation de couples et se regroupent entre eux, notamment sur des forum. Ils sont très stigmatisés dans la presse comme étant des suprémacistes blancs ou des terroristes.

En réalité, pour la majorité, ce doit être des gens comme Loth : détruits psychiquement par une enfance et une adolescence où ils ont vécu de nombreux traumatismes, ils ont construit une psychologie bien particulière, faite de ressentiments refoulés ou non envers les femmes et aussi souvent envers toute personne ayant accès à une vie sentimentale ou en général à une réussite sociale.

Dans le cas de l'auteur, il n'avait aucun ressentiment envers autrui, mais beaucoup envers lui-même. Ce n'est que vers 25 ans qu'il a compris qu'il avait été plutôt malmené psychiquement dans sa prime jeunesse.

Il est remarquable qu'il eut une première relation juste au moment où il décrocha une place dans une prestigieuse école professionnelle universitaire. Pour lui, c'était un miracle. Il se demande encore comment il a pu être pris : sur quelque 1 300 candidats, il n'y avait que 30 places et il en obtint une. Cela regonfla son moral. Miracle ou conséquence : quelques jours plus tard, il séduisit une jeune femme, celle avec laquelle il eut, on l'a dit, sa première expérience sexuelle. Il est vrai aussi que son état émotionnel suivait un cycle de joie et de tristesse. Quelques jours avant ce dépucelage, sous l'effet de l'alcool, il avait eu une conduite automobile très dangereuse, manquant d'avoir un accident. Ceci découlait d'un état de désespoir consécutif à une énième désillusion amoureuse.

Le dépucelage : Loth était très inquiet par l'approche de cet événement qui se fit tout en douceur. Miracle suivant, on l'a dit : la jeune femme parut très contente et l'assura qu'elle avait pris beaucoup de plaisir y compris pendant la pénétration, atteignant même l'orgasme. Inutile de dire qu'il fut très renforcé dans son estime de lui-même suite à cela.

La solution ? L'opération ! Vraiment ?

Dans un monde où avoir un gros sexe est un facteur de réussite, certains hommes sont prêts à passer par la chirurgie esthétique. Celle-ci s'apparente à un nouvel eldorado, où il y a de l'argent à se faire.

« Pratiquée depuis 1992 en France, l'opération du pénis se démocratise largement quelques années, en partie grâce à Internet, selon un article de *marieclaire.fr*. Les forums de discussions entre anonymes remplacent l'impossible bouche à oreille sur cette intervention – on imagine mal un homme se vanter auprès d'un autre de s'être fait injecter sa propre graisse pour en avoir une plus grosse ! Des colloques se multiplient à travers le monde, et cette opération commence même à s'inviter dans l'actualité internationale. L'été dernier, en Thaïlande, une inconnue a menacé de dévoiler le nom d'un ministre fraîchement opéré ; l'histoire est vite devenue une affaire d'État, le chef du gouvernement s'inquiétant que cette petite zézette ne ternisse la réputation du pays. »

D'après *observatoire-sante.fr* en août 2021, le Dr Richard Diacakis, chirurgien plasticien et esthétique à Paris, est « un expert de la pénoplastie médicale, une pratique permettant de grossir le sexe masculin sans passer par la chirurgie. La promesse : permettre à ces messieurs de gagner jusqu'à 3 centimètres... » Il injecte de « l'acide hyaluronique au niveau du pénis. Le succès est au rendez-vous ! »

Selon le Dr Diacakis, certains hommes veulent gagner « en confiance, avoir une silhouette plus harmonieuse, plus attractive, plus séduisante, et plus érotique dans l'intimité ». De fait, après l'intervention, le changement anatomique est « vécu comme un catalyseur d'énergie, de bien-être. On se sent mieux, on se sent plus en harmonie avec soi », explique-t-il. Et d'ajouter : L'homme vit au quotidien avec son sexe. Il a besoin de sentir sa présence, d'en être fier au repos comme en érection... »

« Sans compter que certains hommes sont véritablement complexés par la taille de leur sexe, surtout au repos..., assure l'article. Par exemple, ils sont 70 % à souffrir du syndrome du vestiaire, aussi irrationnel que soit ce blocage... Car pour le chirurgien, « le pénis est souvent de taille normale voire plus grand que perçu ». Seulement voilà, quand le complexe devient synonyme de souffrance, quand il se transforme en une obsession qui gâche la vie et empêche l'homme d'aller à la plage, de faire du sport ou de se montrer nu, il est possible d'agir avec la pénoplastie médicale. Selon notre spécialiste, la méthode permet en effet « de faire disparaître dans presque 100 % des cas le syndrome du vestiaire grâce à un sexe qui paraît au repos beaucoup plus imposant, et ce avec des vêtements comme dans le plus simple appareil... ». Autre phénomène dont permet de venir à bout la pénoplastie médicale : l'éjaculation précoce. »

Selon *informationhospitaliere.com* en décembre 2021, « le prix d'une pénoplastie peut varier selon la nature des techniques utilisées et selon le traitement voulu par le patient. Ainsi, pour une pénoplastie chirurgicale, vous aurez besoin d'environ 4 000 euros pour un simple grossissement de pénis. Quant à l'opération de lipostructure globale, elle est facturée à environ 5 500 euros.

Pour ce qui est des patients voulant juste soigner une

malformation de leur pénis (micropénis), l'opération peut être prise en charge en partie par la sécurité sociale. En ce qui concerne la pénoplastie avec des injections d'acide hyaluronique, le coût de cette opération varie encore en fonction du nombre d'injectables. Toutefois, le prix se situe généralement entre 3 500 et 4 500 euros. »

« Nous n'avons pas de baguette magique », préviennent en janvier 2020 dans *Ouest France* deux chirurgiens plasticiens qui pratiquent régulièrement dans le grand ouest. « Celui qui pousse ma porte en espérant améliorer ses performances sexuelles grâce à la pénoplastie se trompe complètement. Pour lui, on ne peut rien », assure l'un d'eux. « Nous n'avons pas de baguette magique, témoigne l'autre. La pénoplastie, c'est une chirurgie du repos, qui ne change rien à la taille ou à la grosseur du sexe en érection qui, lui, dépend de la génétique... » Ils décrivent une clientèle avec « beaucoup de quadragénaires, qui entament une nouvelle vie affective, qui sont plus stables et plus affirmés socialement et professionnellement ». Suite à l'entretien psychologique avec le sexologue, « sept patients sur dix renoncent », assure un praticien.

Un milliardaire belgo-israélien âgé de 65 ans est mort début mars 2019 d'une crise cardiaque lors d'une opération d'élargissement du pénis à Paris. Il a été pris d'un malaise après une injection au niveau de son sexe. Il est décédé d'un arrêt cardio-respiratoire peu de temps après en salle d'opération. L'opération ayant eu lieu dans des conditions étranges (après l'heure officielle de fermeture de la clinique, notamment), le parquet de Paris a décidé d'ouvrir une information judiciaire, selon le site *pourquoidocteur.fr*. Les enquêteurs ont décidé d'écarter l'injection comme responsable immédiate des causes de la mort. « Il n'y a pas de lien entre la piqûre sous la peau du pénis et l'arrêt cardio-respiratoire qui a entraîné la mort du client de ce centre », explique une source proche de l'enquête citée par *Le Point.* La médecin responsable de l'opération a toutefois été placée sous contrôle judiciaire et mise en examen pour homicide involontaire, non assistance à personne en danger et exercice illégal de la profession de médecin.

Selon Marianne dans un article de mars 2019, « le même médecin rallongeait, épaississait les sexes ou entreprenait des polissages de glands, selon les desiderata de ses patients et ce, pour un coût situé entre 1 500 et 2 000 euros et un effet qui durait deux ans. Quel était le profil type du client ? « Souvent des hommes très grands ou bodybuildés qui ne supportent pas la disproportion entre leur corps et leur verge », selon le docteur.

Moins grave, comme le site *20minutes.fr* le décrit en février 2018, « un homme de 27 ans a décidé de porter plainte au pénal après deux opérations visant à agrandir son pénis qui se sont révélées être un désastre ». Le site explique que « complexé depuis toujours par la taille de son sexe, le jeune homme avait fait appel en 2013 à un chirurgien réputé pour pratiquer deux interventions. Les opérations n'ont pas eu le résultat escompté « en raison de l'apparition d'un effet couronne, c'est-à-dire un rétrécissement de la base du pénis » [...]. Le chirurgien décide alors d'injecter de l'acide hyaluronique dans le pénis de son client en février 2015. Cette dernière intervention sera un véritable « fiasco ». « Mon pénis est devenu très douloureux avec un sentiment de brûlure intense [...]. Des boules sont apparues et mes érections étaient de plus en plus inutilisables. J'ai aussi commencé à perdre des morceaux de peau », a expliqué le patient malheureux.

« Le jeune homme accuse le médecin de lui avoir injecté « à son insu » du Macrolane, un médicament contenant de l'acide hyaluronique et pouvant conduire à des dysfonctionnements érectiles. Dans une lettre d'octobre 2015, le médecin réfute ces accusations et affirme injecter « régulièrement » ce produit « au niveau de la verge ». Face aux douleurs, le médecin décide de retirer le Macrolane, « à la main, dans son cabinet et sous anesthésie locale seulement. Il s'agissait de faire des incisions à la base de mon pénis et de presser dessus pour faire sortir le liquide », explique la victime. « En tout, il est intervenu à six reprises entre février et mai 2015. Le médecin s'est comporté comme un boucher, affirme son avocat. Ses actes sont dangereux et il ne s'est jamais remis en question. Mon client a été victime d'une succession de fautes effrayantes. »

Selon le site *purepeople.com* en février 2019, « un ex-candidat de téléréalité a décrit son opération au cours de l'émission *Balance ton post*, sur C8. Sacha était « très complexé »... par son poids. « La vérité, c'est qu'à la base je partais faire une liposuccion car j'étais obèse en étant plus jeune et même en ayant maigri... », confie-t-il [...]. Et de poursuivre : « En Tunisie, dans ce qu'on appelle le lipofilling, on retire de la graisse et on peut la réinjecter [...]. Il m'a dit : « Il reste un peu de graisse, qu'est-ce qu'on en fait ? » Je me suis dit : « Autant ne pas gaspiller ! On ne me la coupe pas. » Finalement, Sacha a opté pour une correction de ses cernes... et une pénoplastie ! Face aux interrogations de Cyril Hanouna et ses chroniqueurs, le jeune homme révèle avoir choisi d'élargir son sexe de 2,5 centimètres ! « Je suis un homme, quelle femme refuserait d'avoir des seins plus gros ? », conclut-il. » Une chouette philosophie de la vie.

Selon *pourquoidocteur.fr*, « en 2016, les hommes étaient un peu de plus de 8 400 à subir une opération de chirurgie intime masculine, dont 513 en France ». Même si les données sont peut-être... sous-estimées, cela reste donc une proportion infime de la population des hommes qui y a recours annuellement. .

« La plupart des candidats à l'opération sont largement dans la moyenne, et la petitesse supposée de leur sexe est souvent dans leur tête, déclare *marieclaire.fr/* [...]. Nombreux sont ceux qui dissimulent l'opération à leur partenaire : « Des patients m'ont déjà dit : « Écoutez, ma femme est partie quinze jours en vacances, profitons-en », raconte en souriant Marc Abecassis. Pour un simple épaississement, rien de plus simple, car il n'y a pas de cicatrice. La graisse est prélevée à l'aide d'une canule dans la cuisse ou le ventre du patient, puis réinjectée dans la paroi de la verge. » Ni vu ni connu. Si elle remarque quelque chose, l'homme peut facilement s'en sortir en murmurant : « C'est parce que tu m'excites particulièrement ce soir, ma chérie ».

« Celle-ci se fait alors le relais d'un époux angoissé et multiplie les questions : vais-je avoir les mêmes sensations ? La consistance sera-t-elle la même ? Risque-t-il d'avoir des troubles érectiles ou de souffrir d'infertilité ? Peu de femmes, ceci dit, osent confier au chirurgien leur principale angoisse : voudra-t-il tester son nouvel engin ailleurs ?

La docteure Sylvie Abraham confirme : « Une seule femme de patient me l'a avoué ouvertement, mais j'imagine que beaucoup le pensent. Cette femme, visiblement possessive et dominante, ne cessait de me répéter : « Je suis sûre qu'il le fait pour me tromper ». Avant l'opération, elle s'y opposait déjà farouchement. Après, c'était pire : « Je suis sûre qu'il me trompe, et c'est à cause de vous ».

« Monsieur a passé quelques heures à l'hosto pour un épaississement du pénis sous anesthésie locale, une journée plus une nuit pour un rallongement sous anesthésie générale, décrit *marieclaire.fr*. Il revient en voiture de la clinique, parfois conduit par son épouse. Son sexe est bleu, endolori, gonflé. Il dort sur le dos, les jambes écartées. Il souffre à la moindre érection, qu'il tente de réprimer, durant les quinze premiers jours. »

« Le retour au foyer obéit à un rituel sacré : allers-retours fréquents dans la salle de bains et massages quotidiens à l'huile d'amande douce. Un peu honteux, l'homme traverse généralement cette phase postopératoire seul, et sa partenaire doit s'éloigner. Son petit animal est bichonné, scruté : la graisse va-t-elle correctement se répartir ? Surtout, va-t-elle tenir ? C'est bien le risque majeur de cette opération : la déception. Car si l'épaississement est flagrant dans un premier temps, il y a déperdition du tissu adipeux au bout de deux ou trois mois, mais il est impossible de savoir en amont quelle quantité va s'accrocher. »

Toujours selon *marieclaire.fr*, « les femmes ressentent davantage la « présence » de leur mari dans tous les sens du terme. Le sexe est plus gros, mais surtout l'homme est plus détendu, attentionné, parce qu'il a moins peur que son pénis soit vu. Il ose donc prolonger les préliminaires et l'acte sexuel. Si la graisse tient bien et que l'homme en est à sa troisième opération, certaines femmes finissent par le trouver trop imposant. « On ressent de la fierté, ceci dit, quand une épouse nous avoue : « Vous savez, docteur, il est presque trop gros maintenant », s'amuse Marc Abecassis. Une fierté chez elle, et surtout chez le compagnon, ravi d'entendre pour la première fois de sa vie qu'il a désormais un « gros » pénis.

Les femmes sont également capables de véhiculer les préjugés sur la taille du pénis. « Gustave a subi une péniplastie juste après m'avoir rencontrée, décrit une femme dans ce même site web. Et je dois dire que s'il ne l'avait pas fait, il n'y aurait certainement pas eu de suite à notre histoire. Son petit sexe était un réel handicap, et cela depuis sa plus tendre enfance. Même s'il avait trois enfants de deux précédents mariages, il n'avait jamais eu l'impression d'être devenu un homme. Son sexe n'était pas exactement ce que l'on appelle un micropénis, mais franchement, on n'en était pas loin. »

« Gustave est quelqu'un d'assez grand et fort, et sa verge était totalement disproportionnée par rapport à sa taille. Habillé, il me plaisait énormément, mais nu... plus du tout. Le voir me rendait mal à l'aise, le toucher encore plus. Or avoir des relations sexuelle avec quelqu'un qui vous répugne, c'est totalement impossible. Nous faisions donc très rarement l'amour. J'ai trouvé le courage de le lui dire. Bien sûr, ça l'a beaucoup blessé. Mais il a été assez fort pour dépasser ma remarque et prendre une rapide initiative : « S'il n'y a que ça, je vais me faire opérer. » J'ai été très surprise de sa décision, admirative même. Il est rare qu'un homme sache se remettre en question si vite. Surtout sur ce plan-là ! »

« En tout, Gustave a subi au moins trois interventions – j'avoue avoir perdu le compte exact. Pour la première opération, je l'ai encouragé, soutenu et accompagné chez le chirurgien. Je l'ai même assisté pour les soins postopératoires. Quelques jours après la première intervention, il était déjà transformé. Il avait toujours eu l'impression de « ne rien avoir dans le pantalon », et là... Il faut savoir qu'immédiatement après l'opération, c'est très gonflé, c'en est même effrayant. »

« Avec le recul, je dirais que cette opération lui a forgé un autre caractère. J'ai remarqué qu'il est plus volontaire en société, plus autoritaire avec ses enfants et moins soumis au quotidien, notamment avec les femmes. Sur le plan professionnel, il a rapidement vu augmenter son salaire et grimpé plusieurs échelons au sein de sa société. Au début, je pense qu'il a accepté de se faire opérer pour ne pas me perdre. Mais en réalité, il en rêvait, et qu'il l'a vraiment fait pour lui. J'ai donc peut-être appuyé là où ça faisait très mal, mais pour lui rendre service au final. »

Caricatural de lire ici comme l'agrandissement du pénis est corrélé à la réussite professionnelle et à la transformation en vrai homme.

Sur son site Web *nathalie-giraud.fr*, une sexologue a publié en 2016 la traduction de témoignages de femmes ayant eu une expérience sexuelle avec un homme avec un petit sexe. « Le sexe, ce n'est pas qu'une question de taille ! », est titré la page, ce qui annonce la couleur. Elle veut contribuer à briser le silence qui entoure cette question, source de traumatismes.

« Au-delà du plaisir procuré par un sexe, c'est bien d'attention à l'autre et de générosité qu'il s'agit. Que ce soit clair : la pénétration n'est pas la seule façon de combler une femme sexuellement ! Je l'ai souvent dit et écrit et de façon explicite ou en creux, ces courts récits le disent aussi ! », selon Mme Giraud Desforges.

1. « J'ai rencontré un homme avec un très petit sexe il y a environ un an. Lorsque j'ai vu la taille de son pénis j'ai été surprise, mais cela ne m'a pas dérangée. La première fois où nous avons fait l'amour cela a été la seule fois où il y a eu pénétration. Par la suite, nous avons seulement pratiqué le sexe oral. Mais je m'en fichais, il le faisait vraiment bien ! À côté de ça, le sexe avec pénétration a été un peu étrange pour nous deux ; nous ne trouvions pas le bon rythme. Du coup, aucun de nous deux n'a aimé ça. Je pense qu'il s'était probablement concentré sur l'apprentissage d'autres compétences pour compenser la petite taille de son sexe, mais nous n'avons jamais discuté de cela. Dans l'ensemble, cela a été une relation vraiment satisfaisante pour moi. »

2. « Il était drôle, intelligent, un peu potelé, en résumé le garçon de mes rêves. On s'embrasse et il me dit des tas de trucs sexy. On arrive chez lui et on enlève nos vêtements. D'abord, j'ai pensé qu'il ne bandait pas, mais quand on a commencé à faire l'amour j'ai réalisé la vérité. Pour moi, mieux vaut du sexe tranquille avec une personne avec laquelle le courant passe que de faire des trucs époustouflants avec un con ! Et je préfère avoir un super mec avec un petit pénis qu'un crétin avec une super queue. Le sexe était OK, même si je me sentais comme quelqu'un qui frappe à la porte mais ne peut pas entrer ; vous voyez ? Il y a plein d'autres choses que vous pouvez faire au corps de

l'autre pour lui faire du bien. Le problème, c'est que cela le rendait peu sûr de lui et qu'il n'arrivait pas à dépasser cela. Il ne voulait même pas que je touche son sexe pour l'aider. Je peux seulement imaginer ce qui lui est arrivé auparavant pour le rendre si nerveux à propos de sa virilité. C'est vraiment dégueulasse parce que je n'allais vraiment pas me comporter comme une salope. »

3. « Une fois, je suis sortie avec un mec doté d'un micropénis pendant 1 an et demi. Est-ce que c'était… bien ? J'étais jeune et je suppose que je ne savais pas que j'étais en présence d'un vrai micropénis. Faire l'amour a été OK parce qu'il était VRAIMENT RIDICULEMENT EXCITE, ça a donc compensé le sujet de son micropénis. Soit dit en passant, il y avait un autre gars dans ma ville qui était bien connu pour avoir un micropénis – mais ce n'était pas réellement un problème pour lui parce que dans le même temps il avait aussi la réputation d'assurer au lit. »

4. « Le premier c'était avec quelqu'un que j'aimais vraiment bien et avec lequel je suis sortie. Il était très au courant de sa déficience et la dépassait par d'autres moyens. Par exemple, il me pénétrait pendant des heures et me demandait toujours s'il pouvait faire quelque chose et c'était généralement super. Alors, quand nous avons cassé pour des raisons qui n'ont rien à voir avec la petite taille de son sexe, je suis restée assez ouverte d'esprit à propos des petits sexes. »

« Il y a eu une réplique plusieurs mois après. J'allais me mettre au lit avec un gars avec lequel j'étais sortie plusieurs fois. Son sexe était encore plus petit que le premier mec, mais je n'ai rien dit parce que je serai morte si quelqu'un avait dit quelque chose à propos de mes parties intimes lors de notre premier coït ! »

5. « Inutile de dire que je n'ai pas senti grand-chose durant l'acte proprement dit. Je lui ai donné une autre chance quelques jours plus tard pour voir si mes yeux et mon vagin me jouaient des tours. Il n'en était rien. J'ai interrogé Jeeves au sujet des pénis particulièrement petits et le résultat a été plutôt clair : j'avais fait l'expérience d'un microphallus insaisissable. Le micropénis n'a pas été la raison principale pour laquelle j'ai arrêté de le voir. Cela n'était même pas la 2e ou la 3e raison. Ce n'est pas comme s'il pouvait y changer quelque chose ; et dans la mesure où il n'en avait pas parlé, je me demande presque s'il était au courant de sa taille anormale. En fin de compte, notre différence d'âge et le fait qu'il soit devenu collant sont devenus un problème, et j'ai décidé de quitter New York et de revenir en Floride pendant un moment pour être près de ma famille après le divorce. »

5. « On arrive au moment de la révélation. Ma réaction a été un visage complètement impassible. Je ne juge pas le corps de la personne avec laquelle je vais au lit. Chauve ? Bien. Dos poilu, fesses poilues ? Sûr. Tétons étranges ? Pas de problèmes. Pénis minuscule ? Pareil. Nous n'avons pas discuté de son pénis. Il a complimenté mon corps. L'acte lui-même n'a pas été satisfaisant pour moi au sens normal, mais l'expérience d'être avec lui l'a été, et, en effet, j'y suis retournée quelque temps après. Cela a marché comme avec un autre pénis, bien que le préservatif ne se soit pas déroulé bien loin. Mon conseil aux filles ? Ne soyez pas dans le jugement, faites avec. Les petits pénis ont besoin d'amour aussi.

6. « Après être sortis ensemble quelques fois, on a fini

par revenir chez lui où le truc qu'on attendait est arrivé. Les vêtements ont été enlevés et il m'a demandé de me mettre sur lui… Pas mon premier choix mais OK. J'ai grimpé sur lui et c'est comme si… je ne l'avais pas trouvé. Quand je l'ai touché, j'étais horrifiée. « C'est dur ? » J'ai demandé, « Ouais », il a répondu. « Attends – tu as un préservatif ? », j'ai demandé. Sa réponse : « Nan, ça va le faire tomber ». « C'est déjà tombé », j'ai dit, suivi par : « Ramène-moi à la maison ». J'ai été : a) choquée qu'il ait été aussi petit (et flacide) et b) réellement déconcertée qu'il ait pu mettre une femme enceinte. Pour être honnête, c'est plus son manque d'intérêt pour le sexe protégé qui m'a incitée à rompre. »

Pénis sur le bras

Autre opération décrite sur le site 45secondes.fr dans un article paru le 3 mai 2022 : Un homme né avec un micropénis a développé un remplacement sur son bras grâce à une procédure connue sous le nom de phalloplastie. Un documentaire a été diffusé sur le sujet sur la chaîne britannique *Channel 4.* Il présente trois hommes à qui on a prélevé de la peau d'une autre partie du corps pour créer un nouveau pénis, en l'attachant à un endroit du corps pour qu'il grandisse avant de le placer à l'aine.

« Annick, 26 ans, est né avec un pénis sous-développé, causé par une maladie génétique intersexuée rare appelée syndrome d'insensibilité partielle aux androgènes », précise *45secondes.fr.* Il a subi de nombreuses opérations chirurgicales, qui se sont avérées douloureuses et inutiles. Dans le cadre de la phalloplastie, le pénis a été développé sur son avant-bras puis transféré à son aine, tandis que la peau de ses fesses a été utilisée pour réparer le bras. L'implant peut être gonflé à l'aide d'une pompe dans le scrotum. Le processus ne s'est pas fait sans douleur et inconfort.

« Après avoir subi une autre intervention chirurgicale pour résoudre le problème, Annick a dû garder son pénis en érection pendant deux semaines pour garder la peau tendue, avant de retourner à l'hôpital pour le faire dégonfler, précise le site Web. Depuis le tournage du documentaire, Annick a dû subir une autre intervention chirurgicale pour repositionner la pompe afin qu'il puisse y accéder plus facilement. » La douleur est présente, mais les choses vont bien mieux.

Son amour-propre s'est grandement amélioré. Sa famille avait toujours essayé de le mettre à l'aise avec son corps, mais cela le mettait en colère quand il était plus jeune. Annick a co-fondé un organisme de bienfaisance pour aider ceux qui se trouvent dans des situations comme la sienne. Il souhaite devenir travailleur social et insiste sur le soutien psychosocial qui doit être apporté aux personnes, au-delà de l'aspect chirurgical. « Cherchez des personnes dans des situations similaires parce que vous n'êtes pas seul. Il s'agit d'une procédure étonnamment courante pour quelque chose que les médecins appellent rare [...]. Les gens comme moi parlent en ligne de phalloplastie et nos corps bien plus que nous ne le devrions peut-être ! »

La tradition contre la modernité

Selon la tradition hindouiste, nous sommes dans le Kali Yuga, ce qui signifierait en sanskrit « l'âge sombre ». Nous sommes même dans la phase finale du Kali Yuga, soit l'âge sombre de l'âge sombre.

L'auteur et défenseur du concept de Tradition primordiale René Guénon explique qu'il s'agit d'une période du règne de la quantité, au détriment de la qualité. La matière prend une place prépondérante dans la vie des humains. On ne peut que le constater avec le développement énorme des capacités de production de notre capitalisme actuel.

Cette période serait la négation du spirituel et du qualitatif. L'homme serait réduit au rang de simple machine, de corps.

Selon Guénon, le côté spirituel, qualitatif est toujours, dans les traditions, le côté masculin, le côté matériel, quantitatif, instinctif, étant du côté de la Terre, du féminin.

L'Antiquité grecque, plus connectée à l'Âge d'or, fit l'éloge des petits sexes. Selon un article de *beauxarts.com* paru en juillet 2018, « alors que tous ces magnifiques éphèbes sculptés dans le marbre affichent une musculature impressionnante et des abdominaux en béton, alors qu'ils sont l'image même du corps parfait et de la virilité dans toute sa splendeur, ils ont tous un petit sexe (en tout cas plus petit que la moyenne). Oui tous [...]. »

« Ces statues ne font qu'exprimer sous une forme

idéalisée les canons de beauté de leur époque. Dans la civilisation grecque, la nudité est célébrée. « Elle est à la fois héroïque et athlétique », résume Flavien Villard, doctorant en histoire grecque à l'Université Paris 1 Panthéon-Sorbonne et spécialiste des questions de sexualité dans la Grèce antique [...] »

« Le corps de ces statues est donc sublimé, idéalisé... quitte à tricher un peu ! « Si l'on observe attentivement ces sculptures, on voit par exemple qu'il y a plus d'abdominaux ou moins de côtes que dans l'anatomie réelle, poursuit Flavien Villard. C'est un corps idéal, pas réel qui est représenté. Pour le sexe, c'est la même chose, il est volontairement de plus petite taille que la moyenne et au repos. » Le petit zizi fait donc partie intégrante de l'idéal esthétique de l'époque. »

« Ce goût pour les petits pénis s'explique par la vision qu'ont les Grecs de la virilité. Dans la civilisation grecque, l'homme doit être rationnel, intelligent, contrôlé, capable de dépasser son animalité. Il est la raison qui domine le désir. « Or, un pénis imposant est vu comme l'indice d'une sexualité exacerbée, d'une personnalité tournée vers le sexe, incapable de contrôler ses pulsions, raconte Flavien Villard. Pour les Grecs, cette frénésie sexuelle, cette dimension animale est un attribut féminin. L'homme, au contraire, doit être dans la maîtrise de soi. » Un sexe au repos, de petite taille, est donc le signe visible qu'on contrôle ses émotions et ses pulsions. Qu'on est un homme, un vrai, civilisé, rationnel, gouverné par son intelligence et sa sagesse et capable de s'investir pour la Cité. »

« À l'inverse, les gros pénis en érection – ceux-là même que notre société érige en symbole de la puissance virile aujourd'hui – sont alors réservés aux satyres, aux créatures animales, aux barbares, aux esclaves... Bref, à tous ceux qui ne sont pas civilisés et sont gouvernés par la folie et la luxure. »

« Pour résumer, un petit pénis est un signe d'intelligence, de contrôle de soi et de virilité. Le dramaturge Aristophane le dit d'ailleurs sans ambages au Ve siècle avant J.-C. dans sa pièce Les Nuées : « Si tu fais ce que je te dis, et si tu y appliques ton intelligence, tu auras toujours la poitrine grasse, le teint clair, les épaules larges, la langue courte, les fesses charnues, le pénis petit. Mais si tu t'attaches à ceux du jour, tu auras tout de suite le teint pâle, les épaules petites, la poitrine resserrée, la langue longue, les fesses petites, les parties fortes, des décrets à n'en plus finir. »

« Cet idéal du petit sexe va survivre aux Grecs. Exporté chez les Romains, on le retrouve ensuite à la Renaissance, quand les artistes remettent les canons de l'Antiquité au goût du jour et se réapproprient la nudité (qui avait quasiment disparu au Moyen Âge). Le célèbre David de Michel-Ange, réalisé au tout début du XVIe siècle, a lui aussi un tout petit zizi... Mais même riquiqui, pas question pour l'Église d'accepter de voir les sexes exposés. À partir de 1530, elle oblige à recouvrir d'un voile de pudeur – des feuilles de figuier ou de vigne, déjà utilisées au Moyen Âge dans certaines représentations d'Adam et Ève – les parties génitales des statues et des nus dans les tableaux. Cachez ce (petit) sexe que je ne saurais voir... »

Les traditions humaines les plus anciennes, liées à l'hindouisme, ont codifié ces questions.

Le *Kamasutra*, le « texte du désir » en sanskrit, la

langue sacrée de l'hindouisme, est un recueil indien sur le sujet des activités privées.

Selon un article du site *lejournaldemmes* paru en février 2019, « dans le *Kamasutra*, la taille compte ! Selon la dimension de son sexe, l'homme est appelé lièvre, taureau ou cheval. La femme, selon la taille de son vagin, est appelée biche, jument ou éléphante. Et le plaisir sera là ou pas... selon leur taille respective. L'ouvrage prône un plaisir sexuel non inné : il s'apprend. L'amour se pratique, comme le chasseur pratique la chasse... et progresse ! Dans le *Kamasutra*, la femme participe entièrement à la vie sexuelle du couple. Elle n'est jamais un simple sujet. Le recueil célèbre le plaisir chez les deux sexes et avance que le plaisir ressenti vient d'un plaisir partagé.

Selon Wikipedia, « dans la société indienne, entre le VIe et le VIIe siècle, le *Kamasutra* définit différentes tailles génitales des hommes et des femmes. Il divise les hommes en trois classes selon la dimension de leur linga (pénis), et de même les femmes en trois classes selon la dimension de leur yoni (vagin). Il y a, selon l'ouvrage, trois unions égales (entre classes qui se correspondent) et six inégales (qui ne se correspondent pas). Parmi les unions inégales, on distingue les hautes unions, les basses unions, la très haute union et la très basse union. Le Kamasutra les classe ainsi : les unions égales sont les meilleures ; les très haute et très basse unions sont les pires ; les autres sont de moyenne qualité, et parmi celles-ci les hautes sont meilleures que les basses. »

On est loin de l'éloge de la violence et de la force comme variable de la qualité dans la sexualité comme dans la pornographie de notre capitalisme financier.

Selon Wikipedia, « durant l'Antiquité, c'est la petite taille du pénis qui était valorisée, alors que dans la période actuelle c'est plutôt la grande taille qui se trouve être prisée. Pour les Grecs de l'Antiquité, un homme viril devait être doté d'un petit sexe. Ainsi, pour Aristote, un pénis trop long était signe de stérilité. Les travaux notamment de l'historien Thierry Eloi ont montré que durant la Rome antique la grosse taille d'un pénis était considérée comme à la fois une vulgarité au niveau social et une disharmonie au niveau esthétique. »

« Aujourd'hui encore, dans certaines tribus amérindiennes, le statut social est dicté par la taille du sexe masculin, seuls les hommes ayant un petit pénis sont amenés à occuper les places les plus hautes de la structure sociale. »

La modernité apparaît à l'auteur comme l'éloge de la matière contre la spiritualité ; du grand, du gros, du gras, contre le subtil. Les hommes aux petits sexes sont les « petits bitouneux lamentables » dont parle San Antonio, célèbre autour réactionnaire, dans un de ces romans rédigés à la chaîne comme des automobiles dans une usine.

Les femmes connaissent les complexes physiques

Quel est le regard d'une femme sur le pénis de son mari, petit ou grand ? Les femmes sont les reines des complexes physiques.

Dans un podcast[1] sorti récemment, « Louise aborde avec son invité, un sujet encore très tabou : la taille du pénis. Un sujet qui préoccupe beaucoup les hommes... surtout quand ils l'estiment trop petit. Gênés quand ils doivent se mettre nus, inquiets de ne pas être capable de donner du plaisir à leur partenaire, d'entendre des comparaisons ou des moqueries malvenues... la taille du pénis peut parfois conduire à un vrai mal-être. Mais quand faut-il vraiment s'inquiéter de la taille du pénis ? Quelles sont les normes ? A partir de quand parle t-on de « micropénisé ? Et surtout, comment s'imposer dans cette société phallocentrée où le diktat de la taille régit tout. »

On parle aussi de femmes vaginales ou clitoridiennes, voire anales, suivant le lieu où se situe leur principale zone érogène. On est loin des préceptes du Kamasutra faisant du plaisir une construction à deux. Les vaginales auront tendance à accorder de l'importance à la taille, car leur plaisir vient de la pression réalisée par un membre viril dans leur organe. Les clitoridiennes seraient les plus nombreuses, signe que les femmes voient, heureusement, davantage les rapports sexuels comme une relation d'amour. Elles situeraient leur zone de plaisir avant tout dans les muqueuses du clitoris.

1 https://podcast.ausha.co/la-minute-sexe/episode-5-diktat-de-la-taille-micropenis

Est-ce que la taille compte ?

Certaines femmes n'accordent aucune importance à la taille du pénis, voire ont une préférence sexuelle pour les hommes pourvus de sexe de taille modeste.

Sur le site *vice.com*, le 23 novembre 2018, a paru un article sur la question. Il s'appelle : « Les petits pénis font le bonheur de ces femmes ».

« Mélodie Nelson, la rédactrice, commence son article ainsi : « Si des femmes professent une obsession pour les gros pénis à la Lexington Steele, il me semble plus rare d'en entendre tenir le discours selon lequel « ce n'est pas la taille qui importe, mais la façon dont on s'en sert ».

« L'argument qui revient souvent est la douleur ou l'inconfort provoqués par les grands phallus lors de la pénétration. »

« Noémie explique que son dernier partenaire lui semble manquer de confiance à propos de la taille de son pénis, « définitivement plus petit que la moyenne ». Noémie ne l'étiquette pas comme un homme avec un petit pénis : « Son pénis stimule tous les bons endroits, on peut aller doucement ou agressivement et je n'ai pas de douleurs ».

« Alors qu'elle était inscrite sur différents sites de rencontres XXX, Virginie était étonnée de voir des annonces avec des avertissements de type « petit pénis s'abstenir ». Elle aimerait que les hommes comprennent qu'ils ont du potentiel ailleurs qu'entre les jambes. « J'arrive rarement à un orgasme avec la pénétration. Je tripe bien plus sur les frenchs et les caresses. »

« Enfin, « Marie-Laurayne, la copropriétaire de la boutique érotique LUV, constate que la pénétration est toujours au centre des préoccupations sexuelles. « Tous les jours, je rencontre un homme ou une femme qui n'aime pas, ou souffre beaucoup lors de la pénétration, mais qui la pratique quand même parce que c'est ça, du sexe. Ces gens cherchent des solutions pour avoir moins mal, au lieu de changer de pratiques sexuelles. »

« Elle a aussi comme clientèle des hommes qui se rendent en boutique pour des problèmes liés à la pénétration. « Ils ont un « trop petit pénis » et ils veulent une solution magique pour avoir un pénis de pornstar. Chaque fois, j'essaie de leur expliquer qu'il n'y a rien de mal à avoir un plus petit pénis, qu'il peut même y avoir certains avantages, comme aller chercher le point G plus facilement. » Elle tente alors de leur faire découvrir des positions qui pourraient les avantager. « C'est dommage, mais ces hommes finissent souvent par acheter une extension à pénis parce que leur blonde « aime vraiment les gros pénis ».

« Tout le monde n'a pas la même anatomie, et je pense qu'une sexualité moins centrée sur la pénétration permettrait à plus de personnes de se sentir épanouies, peu importe leur genre », évoque Barbara avec sagesse. »

« Quel lien entre taille du pénis et plaisir féminin ? », demande l'article de *Santé magazine* du 3 septembre 2021.

« Est-ce que la taille compte pour faire jouir une femme ? Oui et non.

« Oui, parce qu'un gros pénis entrera davantage en contact avec l'ensemble de la vulve et du vagin. Mais, ce sont donc aussi la circonférence et la dureté qui comptent et non uniquement la longueur. La longueur joue sans doute moins sur le plaisir féminin, puisque le clitoris, comme chacun sait, n'est pas au fond du vagin mais à l'entrée de la vulve. » Ceci peut largement être débattu, car ce n'est pas vrai pour chaque femme, comme le prouve le témoignage cité dans la partie « Est-ce que la taille compte. »

Non, parce que, premièrement, l'homme peut stimuler les zones de plaisir de la femme sans son joujou extra, et deuxièmement, parce que le plaisir de la femme est multifactoriel. L'amour et/ou le désir pour un homme compte donc davantage que la taille de son sexe. »

Quand le micropénis devient… un jouet pour enfant

On se demande à quoi pensent les ingénieurs des fabricants de jouets ? Certains sont-ils malades mentaux ? On est en droit de se poser la question à la lecture de cet article paru sur *20minutes.fr* en décembre 2014. « A Noël, des parents américains ont découvert avec colère un jouet en forme de micropénis dans le kit Cake Mountain de Play-Doh. Après une avalanche de commentaires et d'attaques sur les réseaux sociaux, la marque éditrice du kit, Hasbro, a dû réagir en proposant un produit de remplacement.

« La pièce en question, d'une longueur similaire à celle d'un pouce, servait très concrètement à appliquer de la pâte à modeler sur de faux gâteaux eux aussi en pâte à modeler. Rien de bien dangereux pour les consciences, donc. Mais certains parents ont vu dans la forme de l'objet une connotation sexuelle inacceptable et ont dit leur colère sur Twitter et Facebook. Une mère a même été jusqu'à dire qu'Hasbro avait « ruiné » le Noël de sa famille. »

« Pour calmer les esprits, la marque a donc posté ce message sur Facebook, mardi : « Nous avons entendu les retours de certains clients au sujet de l'outil extruder dans le Cake Mountain de Play-Doh et nous sommes en train de doter tous les futurs produits Play-Doh d'un outil différent. » Le fabricant de jouets a été plus encore plus loin en proposant aux consommateurs qui le souhaitent de remplacer gratuitement l'objet du scandale par un outil de forme plus décente. »

« Un message commenté plus de 4 000 fois par des parents en colère, des trolls professionnels mais aussi des internautes indignés par tant de bruit. Une mère se moque par exemple de la polémique, qu'elle juge hors sujet « J'ai acheté ce kit pour ma fille. Honnêtement, j'ai pleuré de rire ! Elle est bien trop jeune pour savoir à quoi ce truc ressemble. Bien joué l'équipe de designers, vous êtes hilarants les mecs. » A défaut de satisfaire tout le monde, le jouet semble en tout cas plaire à tous les types de publics. »

L'histoire ne dit pas si la mère à l'origine du scandale aurait été choquée si l'extruder avait eu la dimension du sexe de Rocco Siffredi !

Conclusion

Nous ne sommes pas responsables de notre corps, ni de quoi que ce soit. Tout ce qui existe a une utilité.

Non à la chirurgie, sauf cas extrêmes ! Évidemment, il faut en parler à des professionnels de santé.

Un homme pourvu d'un sexe de taille modeste a tendance à développer la réflexion pour pallier le problème. Il peut donc être un excellent coup au lit, car il va chercher à provoquer le désir de bien d'autres manières. Donc toute faiblesse a sa force.

J'espère que ce livre aura aidé certains hommes ou leurs proches qui vivent avec cette peur permanente d'être comme démasqués.

Dans le monde, il existe des gens frustrés, jaloux, manquants de confiance en eux : ils peuvent utiliser les failles des autres pour les blesser et en tirer une satisfaction personnelle, tentant ainsi de se rassurer de manière illusoire. Les personnes ayant un pénis de taille modeste doivent donc se construire une force de caractère pour éviter que leurs attaques et moqueries ne les blessent.